AF377267

DES PRINCIPALES CAUSES

DE LA

MORTALITÉ DES ENFANTS

DU PREMIER AGE

AU POINT DE VUE HYGIÉNIQUE

PAR

LE Dr REBOULLEAU

DE LA FACULTÉ DE PARIS

Médecin en chef des Établissements hospitaliers civils de Constantine,
Secrétaire du Conseil d'hygiène et de salubrité publique du département,
Lauréat et Membre correspondant de la Société de climatologie algérienne,
Membre correspondant de la Société médicale d'émulation
de Montpellier, de la Société médicale de Strasbourg,
de la Société médicale du Haut-Rhin,
et des Sociétés académiques de l'Oise, du Loiret, de l'Ain,
de Stanislas, de Metz, Saint-Quentin, Angers,
Abbeville, Évreux et Rouen.

<table>
<tr><td>CONSTANTINE</td><td>PARIS</td></tr>
<tr><td>CHEZ L. MARLE</td><td>CHEZ CHALLAMEL</td></tr>
<tr><td>2, rue d'Aumale.</td><td>27, rue de Bellechasse.</td></tr>
</table>

1868

DES PRINCIPALES CAUSES

MORTALITÉ DES ENFANTS

DU PREMIER AGE

AU POINT DE VUE HYGIÉNIQUE.

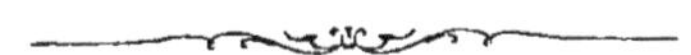

I.

Les sociétés naissent, vivent et meurent comme les individus, comme chaque homme en particulier. Elles ont leurs causes actives de destruction contre lesquelles il leur faut lutter sans cese. La recherche de ces causes est le partage du savant, de l'économiste et de l'homme d'État, mais il appartient à toute personne animée des nobles sentiments d'humanité et de patriotisme de concourir à leur répression. Ces causes sont de deux sortes : les unes sont générales, rapides, instantanées, atteignent les masses et frappent soudainement toute une population : de ce nombre sont les épidémies, la disette, la guerre et les fléaux de toutes sortes. Les autres atteignent plus particulièrement l'individu. Elles sont lentes, obscures, insensibles, et minent la société comme ces insectes inaperçus qui parviennent à détruire la coque d'un navire, par un travail imperceptible mais incessant. Parmi ces dernières, il en est une sur laquelle l'opinion publique se fixe avec une vive sollicitude.

Depuis longues années déjà, des hommes placés à l'avant-garde de la civilisation par leur science, leur dévouement humanitaire et leur civisme, avaient appris que le développement de la population était stationnaire, et faisait craindre une prochaine diminution. Ils en trouvaient la preuve dans une statistique rigoureuse, faite avec conscience et habileté ; ils jetèrent le cri d'alarme, et signalèrent à l'opinion un fait qui compromettait si gravement l'avenir du pays.

A quoi attribuer cette imminente décadence des forces vives, de la richesse et de la puissance nationale ? En supputant la mortalité à différents âges, on reconnut qu'elle était dans une proportion considérable chez les enfants du premier âge. A Paris, le tiers des enfants nouveaux-nés succombent dans la première année. Dans le reste de la France, la moyenne ne s'élève qu'à 18 p. %. On dût rechercher ce qui pouvait amener un si fâcheux résultat. Des médecins de la plus haute autorité en firent l'objet d'un travail assidu. Il est résulté de leurs études et de leurs investigations, que cette énorme mortalité avait pour cause principale le mode d'éducation le plus généralement suivi pour les enfants du premier âge. A Paris, elle était considérablement augmentée par les abus qu'engendre l'industrie des nourrices, auxquelles les habitants de cette ville ont si fréquemment recours.

Ces travaux, portés devant l'Académie de médecine, y ont causé une profonde émotion, à laquelle ont bientôt pris part le public et l'administration elle-même.

Nous n'avons pas été le dernier à nous sentir impressionné d'un pareil état de choses. Il y a déjà 18 ans, nous avons manifesté notre sollicitude à ce sujet dans plusieurs occasions. Mais, après avoir payé à la France notre tribut d'intérêt et d'affection, nous avons reporté nos regards sur l'Algérie.

L'attachement que nous avons conçu pour ce pays qui est devenu pour nous une seconde patrie, et dont nous avons partagé les vicissitudes depuis bientôt 20 ans, nous a fait désirer de connaître quelle part pouvait avoir la mortalité des enfants dans les causes qui retardent sa prospérité.

Au point de vue des influences du climat, ces recherches n'avaient pas moins d'intérêt pour nous.

D'autre part, la constitution de la colonie, formée d'éléments hétérogènes qui ont conservé leur autonomie respective, offrait à cette étude des sujets de comparaison d'où pouvaient sortir de précieux enseignements.

Cela nous conduisait également à faire un examen rapide des causes de mortalité en général, question sur laquelle il nous importait d'exposer notre opinion, dans la pensée qu'elle pourrait présenter quelques vues nouvelles.

Grâce à la bienveillance éclairée de M. le Maire de la ville de Constantine, nous avons pu nous procurer tous les documents qui pouvaient nous intéresser sur la mortalité des enfants du premier âge, pendant une période de 10 années, et nous en avons tiré des inductions que nous croyons dignes d'être soumises à l'opinion publique et à l'attention des savants.

Commé nous avons eu recours à la statistique pour mener nos recherches à bonne fin, il importe de justifier notre manière de procéder.

La statistique est une méthode d'appréciation qui a l'avantage de démontrer mathématiquement les faits qu'elle met en relief, mais elle a besoin de s'appuyer sur des données indiscutables ; sinon, elle n'aurait pas de crédit. Nous ne dissimulerons pas combien nous répugnons d'admettre les résultats de calculs compliqués qui ont pour éléments des faits mal définis, mal associés et susceptibles d'être contestés. Persuadé que la statistique n'a réellement d'autorité que quand elle revêt cette simplicité qui montre l'évidence et force la conviction, nous nous sommes borné à mettre en parallèle les naissances avec les décès. En agissant ainsi, nous avons opéré sur des faits corrélatifs, entourés des mêmes circonstances et se produisant dans les mêmes conditions ; c'est, pour ces deux catégories, le même chiffre de population, les mêmes objectifs, les mêmes milieux. Ces deux ordres de faits sont précis, nettement posés ; rien d'équivoque, rien de hasardé. Tout apparaît à l'esprit comme une lumière, une valeur mathématique, une vérité. En procédant ainsi, nous nous plaçons de prime-abord sur un terrain solide, inaccessible au doute et à l'incertitude.

Il résulte de nos recherches que sur 100 naissances, il meurt dans l'année, en moyenne, 23 enfants chez les Européens ; 15 aussi pour 100 chez les Israélites et 32 chez les Arabes.

II.

En comparant la mortalité des enfants arabes avec celle des enfants juifs et européens, on remarque que les premiers offrent beaucoup plus de décès que ceux des autres nationalités. Ce qui nous a le plus étonné, c'est que les décès des enfants arabes sont, proportions gardées, deux fois plus nombreux que ceux des enfants juifs. La manière de vivre des Arabes étant, en quelque sorte, conforme à celle des Juifs, nous nous sommes demandé d'où pouvait provenir la différence que nous signalons au détriment des premiers. Après avoir vainement cherché la cause de ce fait, nous attendions qu'une plus longue étude nous la fît découvrir, quand il nous vint à l'idée de demander aux Arabes mêmes l'explication de cet étrange résultat. La réponse des Arabes fut unanime sur ce point. Nous la résumons en quelques mots : « C'est que nous ne prenons pas soin de nos enfants. » Ce fut un trait de lumière.

La polygamie et le divorce, en affaiblissant les liens du mariage, éteignent l'esprit de famille chez les Arabes. Dans la société musulmane, la mère a pour son enfant l'affection de toutes les mères ; le père aime également l'être qui procède de lui, mais il n'y a pas entre les époux cette convergence de tendres sentiments qui rayonnent vers le même foyer, et que donne l'échange d'une profonde et sincère amitié.

Comment en serait-il autrement? L'Arabe peut avoir plusieurs femmes, mais il n'a pas d'épouse. Pourrait-il aimer, avec le cœur, une femme qu'il épouse dans la pensée de l'abandonner, si elle ne répond pas à ses illusions, à ses exigences, à ses caprices. A son tour, comment une femme pourrait-elle s'attacher, avec toute l'abnégation dont elle est susceptible, à celui à qui elle s'est unie avec la triste perspective d'en être un jour brutalement abandonnée. L'amour n'est-il pas une irrésistible aspiration à la possession absolue, exclusive, éternelle, de l'objet qui l'a fait naître. Sans la sécurité, sans la sérénité de l'avenir, le cœur de la femme n'est plus ce miroir ineffable qui reflète à l'infini la tendresse et le dévouement qu'on lui a consacrés pour toujours; il n'y a donc point d'amour possible avec l'idée préconçue du divorce.

D'autre part, des femmes qui se résignent à mettre en commun les bonnes grâces d'un mari ne sauraient avoir pour lui de l'affection. Si elles s'évertuent à lui plaire, c'est pour se maintenir en faveur et ne céder le pas à aucune autre : il ne s'agit pour elles que de conserver la position acquise. Dans ces conditions, la véritable épouse n'existe pas. La femme n'est plus qu'une courtisane qui se voue aux caprices de celui qui la fait vivre, et le foyer conjugal n'est pour le mari qu'un antre de luxure et d'impudicité. Ce culte de la sensualité, cette dispersion du sentiment, énervent le cœur, dépravent l'amour, le remplacent par l'égoïsme, et réduisent le mariage à une éternelle débauche.

Les deux époux n'étant pas unis par un échange
équivalent d'amitié, de tendre intérêt, de confiance et
d'estime réciproques, il n'y a d'un côté qu'un maître,
de l'autre qu'une esclave. Au mari tous les droits, à la
femme tous les devoirs. A lui l'autorité sans restric-
tion, à elle l'obéissance sans limites, c'est-à-dire, la
servitude. La femme ainsi avilie n'inspire que du mé-
pris à celui qui la dégrade. C'est le sentiment que
l'Arabe exprime à son égard par ce sarcasme de
mauvais goût : « La femme est la belle et la bête. La
« belle pendant la nuit, la bête (de somme) pendant
« le jour. *Chebba fi el lila, debba fi el nhar.* » Il
place au même rang sa femme, son bœuf et son âne.

Il est juste de dire que, dans un esprit de récipro-
cité qui fait peu d'honneur au caractère de la femme
arabe, celle-ci laisse rarement échapper l'occasion de
se venger de son mari de la manière la plus outra-
geante. De là la nécessité pour lui de la séquestrer dans
sa maison, et de lui ôter toute communication avec
l'extérieur. Elle se résigne à cette dure condition, si
elle y trouve une compensation suffisante ; mais dès que
la situation ne lui paraît plus sortable, elle trouve
moyen d'y échapper par le divorce. Dès qu'elle a pris
cette résolution, elle manœuvre si habilement qu'elle
s'en tire toujours avec les honneurs de la guerre. C'est
le mari qui en paie les frais, par la perte de la dot qu'il
lui a donnée. Comme le divorce offre du bénéfice à la
femme, et qu'il lui coûte peu d'ailleurs de se séparer
de son mari, elle en fait une spéculation suivie. Il est
telles femmes qui ont pris successivement de 15 à 20
maris dont elles ont emporté la dot, se constituant

ainsi, par accumulation, une petite fortune assez ronde. Telle est la moralité de la femme arabe. Il faut avouer que les deux époux sont dignes l'un de l'autre.

Là où le mariage n'est pas cimenté par la consécration immuable de deux existences l'une à l'autre, il n'y a donc point de famille. L'enfant lui-même est déchu des droits qu'il a reçus de la nature. L'Arabe est résigné d'avance, en cas de divorce, à se séparer de ses enfants comme il est résolu à quitter leur mère. Cette séparation lui est douloureuse, sans doute, mais il la subit d'autant mieux qu'il y est préparé, et qu'il ne lui faut pas rompre des liens qui lui tiennent au cœur. L'Arabe aime ses enfants comme on aime des petits êtres qu'on a vu naître et grandir sous ses yeux. Sa tendresse émoussée par l'action de ses mœurs dissolvantes, a bientôt fait place à un déplorable égoïsme.

Voilà pourquoi la famille arabe n'accorde pas à l'enfance toute la sollicitude que réclame sa conservation. Chez elle, les grâces du jeune âge et les charmes de la maternité ne sauraient prévaloir contre les fatigues de la première éducation ; comme on y trouve plus de peine que de plaisir, le découragement survient, l'indifférence s'établit, et désormais l'on néglige les soins les plus nécessaires à la santé. C'est ainsi que les enfants périclitent ; les maladies s'en emparent et la mort les moissonne par centaines.

La polygamie et le divorce ne sont pas les seules causes qui détruisent l'esprit de famille chez les Arabes : le fatalisme y entre pour une grande part. Cette philosophie de l'homme découragé et abruti par le malheur, gouverne le foyer domestique et porte son influence jusque dans l'éducation physique des enfants. Malgré les démentis flagrants que lui donnent incessamment ses propres instincts, l'Arabe professe qu'il n'est pas dans son pouvoir de rien changer à la destinée de ses enfants. De ce principe découle nécessairement une indifférence profonde pour tout ce que son libre arbitre et son intelligence pourraient lui suggérer pour leur conservation. Un enfant est-il malade, Dieu décidera de son sort. Il lui donne de l'eau à boire et attend. A-t-il guéri, a-t-il succombé, Dieu l'a voulu. L'intervention de l'art, les secours de la médecine sont pour lui lettres mortes ; il n'admet pas que l'homme puisse trouver dans sa science et son expérience les moyens de prolonger l'existence de ses semblables ; mais il croit au sortilége, à la magie, à la guérison par des moyens surnaturels, par des évocations, par des exorcismes. Balloté entre deux absurdes contradictions, le fatalisme et la foi dans le merveilleux, en présence de son enfant malade, il hésite ; mais l'intérêt vient bientôt mettre un lourd contrepoids dans la balance. Il se déciderait peut-être à invoquer la science du médecin, mais il lui faudrait acheter des médicaments et payer les soins du praticien, son parti est pris. Le fatalisme lui fournit le prétexte.

III.

Pendant que l'Arabe perd 4 enfants nouveaux-nés, l'Israélite n'en perd que 2 : c'est deux fois moins. Quelle peut être la raison d'une aussi notable différence?

La polygamie et le divorce, chez l'Israélite, ne portent pas atteinte à l'union des époux et à la solidarité de leur affection pour leurs enfants. Ces coutumes, autorisées par la loi de Moïse, affaiblies primitivement par la persécution et la pauvreté qui en était la suite, sont tombées en désuétude et ne sont plus dans les mœurs. Riches et pauvres n'épousent désormais qu'une femme, de laquelle ils ne se séparent que dans des circonstances fort rares. Dans de semblables ménages, il y a égalité tacite de droits et de devoirs, sincérité et attachement durable. Père, mère et enfant, trinité touchante qui personnifie le vrai bonheur sur la terre, confondus dans le même amour, n'ont plus qu'une même existence. L'enfant placé en naissant sous l'égide de l'amitié, est entouré de la plus attentive vigilance et des soins les plus affectueux.

Le fatalisme, ce souffle desséchant venu des déserts de l'Arabie, n'apporte pas au foyer de l'Israélite cette lourde atmosphère qui tue et flétrit les plus belles facultés de l'homme, comme le vent du Sahara frappe de mort les végétaux qu'il atteint sur son passage. Le Juif sait qu'il y a dans la nature des lois immuables et des faits indéterminés qui en résultent; il sait aussi

que ce qui intéresse sa conservation est le plus souvent placé dans la dépendance de sa volonté et de
son libre arbitre, et qu'il a reçu l'intelligence pour
veiller sur lui-même, pour pourvoir à ses besoins,
améliorer son sort, et conserver sa vie dans les limites
de son organisation propre. Aussi, a-t-il le plus grand
soin d'éloigner de ses enfants les causes de maladies,
et, lorsque leur santé vient à se troubler, il a recours
à tous les moyens qui sont en son pouvoir pour
les amener à guérison. Le médecin est appelé
en toute hâte et ses conseils suivis avec ponctualité.
Cette vigilance incessante, cette sollicitude de tous
les instants a pour heureux résultat une diminution
considérable de la mortalité des enfants.

La comparaison que nous avons été conduit à faire
de la mortalité des enfants européens avec celle des
enfants juifs, nous a fait connaître qu'il meurt plus
d'enfants européens que de juifs. Ce fait n'a rien qui
nous surprenne : il est clair qu'un peuple de race sé-
mitique, venu d'une contrée placée à peu près sous
la même latitude que celle où nous nous trouvons,
doit être en mesure de résister aux influences climatériques mieux que la population européenne, émigrée
d'une contrée septentrionale. C'est le défaut d'accli-
matement qui est ici la principale cause de la mortalité pour les Européens. Mais il en est une autre
non moins importante, sur laquelle nous appellerons
l'attention.

Les femmes juives élèvent elles-mêmes leurs enfants. Ce n'est que dans des circonstances exception-
nelles et dans des cas de nécessité absolue, qu'elles

les confient à des nourrices. La Juive est sédentaire ; confinée sous le toit conjugal, elle se livre sans réserve aux travaux du ménage et aux soins de la famille. Cette vie d'intérieur est toute à l'avantage des enfants. Nuit et jour, ils sont sous les yeux de leur mère qui ne les quitte pas, même pour approvisionner la maison. C'est au mari de pourvoir à ce besoin. A lui d'acheter les objets de consommation, à elle de les préparer. Tout le reste lui est étranger et n'est pas de sa compétence.

A considérer le ménage de l'Israélite, on voit que ce peuple est placé dans un juste milieu entre l'extrême civilisation et la barbarie ; l'extrême civilisation dans laquelle l'amour effréné du bien-être envahit le foyer domestique, dont il chasse les vertus maternelles et surtout la vigilance, cette fée tutélaire qui protège l'enfance et conserve ses jours ; la barbarie qui laisse le sens maternel à l'état d'instinct, et le prive du flambeau donné à l'homme pour éclairer sa vie, l'intelligence.

Egalement éloignée de ces deux écueils, la société juive est constituée de la manière la plus favorable à la propagation de sa race. C'est ce qui explique la surveillance incessante, l'assistance de tous les instants, les soins inépuisables dont l'enfant est l'objet dans le premier âge.

Chez les Européens, la femme joue un rôle plus important et moins uniforme. Dans la classe ouvrière, elle a non-seulement le soin du ménage et des enfants, mais elle doit encore apporter son contingent de travail au profit de la communauté. De là la nécessité de quitter son domicile, de laisser ses enfants à eux-mêmes ou de les confier à des étrangers, quelquefois à d'autres enfants, pour aller travailler au dehors. On comprend combien cet abandon est préjudiciable à la conservation des petits enfants.

Dans la classe moyenne, la femme a généralement pour mission de gouverner l'intérieur du ménage et de pourvoir aux subsistances. Elle s'occupe même d'intérêts matériels plus importants : elle a droit de discussion dans les affaires du mari et le seconde activement dans ses entreprises. Est-il commerçant ? elle est présente au magasin, figure au comptoir, tient les livres, et exerce une surveillance active sur le personnel de la maison. Ainsi le commande l'intérêt commun. Mais si elle partage les soins, les peines et les fatigues du mari, elle a aussi sa part dans ses joies et ses plaisirs : elle le suit à la promenade, aux bals, au théâtre, aux concerts, aux soirées.

Lorsque sa fortune le permet, la femme européenne s'affranchit de tout travail sérieux ; elle cultive les arts, se livre à des occupations agréables, et cherche dans des relations de société les moyens d'embellir son existence.

Dans ces deux conditions, la vie si pleinement occupée par le travail ou par le plaisir, ne laisse que peu de place aux devoirs maternels. Une femme n'a pas trop de ses jours et de ses nuits pour soigner son enfant : si elle en distrait quelque chose pour satisfaire à d'autres exigences, ce n'est pas sans préjudice pour lui. Aussi se voit-elle le plus souvent obligée de le confier à une nourrice qui ne saurait avoir pour lui le dévouement d'une mère, et qui, le plus souvent aussi, mesure sa tendresse et ses soins à l'importance de ses bénéfices.

Telles sont les circonstances qui établissent une infériorité considérable des Européens à l'égard des Juifs, dans l'éducation des jeunes enfants, et qui détermine la plus grande mortalité que nous signalons aux dépens des premiers.

Nous concluons que, en dehors des influences climatériques qui pèsent sur les Européens, on peut dire que la mortalité des enfants dans les nationalités arabes, juives et européennes, est subordonnée à la condition sociale de la femme.

Chez les Arabes, la servitude de la femme éteint l'affection conjugale, la tendresse maternelle, et entraîne la négligence de tout ce qui tend à conserver la vie des enfants.

Chez les Juifs, la femme relevée de sa dégradation occupe un rang plus digne et plus élevé, mais son rôle se borne à la noble mission qu'elle a reçue de la nature, celle d'élever ses enfants et d'être le génie de la maison. Fidèle à ce devoir que lui imposent ses véritables aptitudes, elle apporte dans l'éducation de ses enfants ce dévouement, cette abnégation que rien ne décourage, et que le succès seul peut récompenser.

Il n'en est pas ainsi chez les Européens: dans la société civilisée, la femme déjà émancipée par la courtoisie et l'aménité des mœurs de l'époque, tend, comme toute l'espèce humaine, à améliorer son sort. Elle s'évertue à s'élever au-dessus de la région enfu-

mée et prosaïque du pot-au-feu ; mais de la hauteur
vertigineuse où elle se place, elle perd de vue les
nécessités et les exigences matérielles de la vie. Elle
ne s'en souvient que pour les éviter et les fuir. Elle
ne s'aperçoit pas qu'elle met ainsi sa postérité en péril. C'est ainsi qu'après avoir reconquis le paradis
terrestre, livrée à tous les excès de la civilisation,
cet arbre de la science humaine dont elle savoure le
fruit défendu, elle se verra de nouveau précipitée
dans l'abîme avec toute sa race. Nous avons sous les
yeux l'exemple d'une pareille déchéance. Les Arabes
n'expient-ils pas aujourd'hui dans la dégradation où
ils sont tombés les abus de leur splendeur au temps
des califes ?

Il n'est pas donné à tout le monde de comprendre
comment l'harmonie du ménage, l'affectueuse intimité
des époux, la dévotion exclusive de la femme à ses
devoirs de mère, peuvent influer sur la vie des enfants. On se dit que la mère en toutes circonstances
est animée des mêmes instincts, des mêmes sentiments. Il n'échappera à personne que l'éducation
d'un enfant en bas-âge est une rude tâche, et que,
dans cette œuvre de dévouement et d'abnégation, la
femme a besoin d'être soutenue et encouragée par
celui qui a mission de protéger la famille. Pour sur-
monter la fatigue, dompter le sommeil, et prendre en
patience la privation de tous les plaisirs du monde et
souvent l'ennui, il faut quelque chose de plus que le
sourire ineffable de l'enfant et la satisfaction des instincts naturels de la mère ; il faut encore qu'elle
trouve une douce et touchante récompense dans l'as-

sistance affectueuse et consolante du mari ; il faut qu'elle trouve dans les émotions paternelles de celui à qui elle est heureuse de plaire, la compensation de ses peines, l'oubli de ses inquiétudes et l'apaisement de ses regrets. Cet enfant, l'espoir du mari, la consolation de la mère, la joie des deux époux, est l'heureux objectif d'une affection connivente qui lui est profitable à tous égards. Père et mère confondent leur affection dans le petit être auquel ils ont donné le jour, et auquel ils doivent consacrer leur existence. C'est encore plaire à son mari que d'aimer ce qu'il aime ; c'est plaire à sa femme que de l'aider et de la soutenir dans l'accomplissement d'un devoir qui fait son bonheur. Le fardeau de la maternité ainsi allégé, puisqu'il est partagé par les deux époux, devient facile à supporter ; mise en commun, la peine s'atténue et ne porte plus atteinte aux joies de la famille. C'est dans ces conditions que l'enfant reçoit d'inépuisables soins qui le préservent d'une foule de maladies.

IV.

Nous avons démontré que la condition sociale de la femme exerce une grande influence sur la mortalité des enfants ; il est une autre circonstance dominante qui gouverne pour ainsi dire les résultats de cette grande loi de la nature : c'est l'état plus ou moins prospère de la population. Chez les personnes aisées, les exigences de la civilisation rendent souvent impossible à la mère l'accomplissement de ses devoirs, mais si elle abandonne l'éducation de son enfant à des mains étrangères, au moins elle peut le placer dans des conditions qui ne compromettent pas son existence. Tandis que chez ceux à qui l'existence est une lourde charrue qu'il faut traîner péniblement en arrosant le sillon de ses sueurs ; chez ceux que la nécessité inflexible oblige à rouler sans cesse l'éternel rocher de Sisyphe au risque d'en être écrasé, il est de nombreuses et inévitables causes de maladies pour les enfants. La femme, obligée d'apporter par son travail un supplément aux ressources de son mari, se voit dans la nécessité de commettre son enfant aux soins d'une nourrice aussi pauvre qu'elle. Si elle le garde, elle est forcée de le confier chaque jour à de vieux parents, à des étrangers, à des enfants, de le placer dans une crèche, toutes circonstances où il supporte une foule de privations et de souffrances. Si elle n'a personne à qui elle puisse le

donner à garder, ce pauvre enfant est abandonné seul
dans son berceau, s'épuisant à crier, souffrant de la
faim, de la soif, du chaud ou du froid, baignant dans
ses déjections, jusqu'à ce qu'elle ait gagné sa journée
de travail. Le soir, quand elle est accablée de fatigue,
afin de trouver du repos, elle s'efforce de l'habituer
à supporter sans crier le contact de ses vêtements
imprégnés du produit de ses excrétions. En vain l'enfant, excorié par les matières irritantes dont il est
souillé, témoigne de ses souffrances par ses cris aigus.
Ne faut-il pas que sa mère répare ses forces pour le
travail du lendemain? D'ailleurs, le linge fait défaut :
il en manque pour remplacer celui qu'il faudrait
blanchir; il faut bien se résigner à le faire servir plusieurs fois, après l'avoir fait sécher sans le laver. Le
blanchissage aussi exige du temps et de la dépense.
Il résulte de toutes ces abstentions, de tous ces calculs économiques, de toutes ces impossibilités que la
propreté de l'enfant laisse beaucoup à désirer. Une
foule d'incommodités et de souffrances en sont la
suite : l'enfant est atteint d'érythème, d'intertrigo, de
gerçures et autres affections fort douloureuses, ren-
dues plus douloureuses encore par l'action répétée
des causes qui les ont produites. La mère, mal sus-
tentée par une alimentation insuffisante, épuisée par
un travail incessant, privée de sommeil et du repos
qui lui serait nécessaire, ne peut donner à son enfant
qu'un lait peu abondant et pauvre en principes nu-
tritifs. Aussi est-elle obligée de lui donner prématurément non-seulement des aliments qui ne sont pas
de son âge, mais encore des aliments de mauvaise

qualité : ceux dont la famille fait usage pour elle-même. L'enfant mal nourri se développe mal; sa constitution débile ne lui permet pas de résister énergiquement aux causes de maladies. Des souffrances de tous les instants troublent ses fonctions, et son système nerveux irrité n'attend que le travail de la dentition pour subir des perturbations tellement graves, que le plus souvent l'enfant n'y résiste pas. Lorsqu'il est malade, il aurait besoin de soins assidus qui lui font défaut, et de l'assistance d'un médecin que la famille lui refuse faute de pouvoir le rémunérer.

Les personnes peu aisées habitent généralement les rez-de-chaussées ou les locaux directement placés sous le toit : dans ces conditions les enfants sont toujours exposés soit au froid qui les débilite, soit à la chaleur intense qui les surexcite.

Telle est l'éducation des enfants du premier âge dans les familles de la classe ouvrière. Ce tableau fort incomplet démontre que la santé des enfants est tout particulièrement subordonnée à l'état de gêne ou d'aisance des parents, et explique comment la mortalité de ces petits êtres est infiniment plus grande chez les pauvres que chez les riches, avantage dont ceux-ci ne se doutent guère. La misère est la grande pourvoyeuse de la mort.

V.

Il est des conceptions de l'esprit qui ne sauraient être acquises à la science sur la foi de la simple raison. Il est nécessaire qu'elles soient consacrées au temple des connaissances humaines par des autorités puissantes, qu'elles soient soumises au creuset de l'expérience et de l'observation, et quand elles ont été classées au nombre des notions utiles, elles resteraient encore oubliées, si elles n'étaient acclamées et vulgarisées par des hommes dévoués à l'humanité. Les principes de l'éducation des enfants du premier âge sont de cette catégorie. Vainement ils ont été érigés en doctrine par des hygiénistes du premier mérite ; vainement ils ont été accueillis par le monde savant comme d'utiles vérités et confirmés par l'expérience, ils restent à l'état de lettres mortes, faute d'être vulgarisés et mis à la portée de tous.

Qu'une femme sur le point d'être mère se demande comment elle gouvernera son enfant, elle n'en sait absolument rien. Elle ignore complètement les préceptes de l'hygiène à cet égard. Elle s'inspirera des conseils de personnes aussi ignorantes qu'elle sur cette matière, et si la méthode qu'elle suivra pour élever son enfant lui réussit, c'est au hasard qu'elle devra le succès, et son expérience ne profitera à personne.

Il n'y a pas à espérer que les jeunes mères connaissent jamais ce qu'elles ont à faire, tant qu'elles seront guidées par des personnes ignorantes. Lorsqu'un enfant vient de naître, qui est appelé pour diriger sa mère dans les soins qu'elle doit lui donner ? C'est naturellement celle qui a présidé à l'accouchement, c'est la sage-femme. Son sexe et sa qualité lui en assurent le privilége ; or, la sage-femme pas plus que la mère ne sait ce qu'il convient de faire. La sage-femme est un auxiliaire dont les familles ne sauraient se passer. Son office est obligé pour les riches aussi bien que pour les pauvres, mais comme les services qu'elle rend sont faciles et ne sont pas d'un ordre élevé, elle est faiblement rémunérée. Ce n'est qu'en accumulant de petites ressources qu'elle peut vivre honorablement. La profession est donc peu recherchée, et si elle n'était facilement accessible, on manquerait de sujets qui voulussent l'embrasser. C'est pourquoi on accorde le droit de l'exercer à toute personne qui justifie qu'elle est en état de porter les premiers secours à la femme qui accouche. Quant aux connaissances relatives à l'éducation de l'enfant, on admet en principe qu'elles ne sont pas de la compétence de l'accoucheuse, et qu'on ne saurait les exiger d'elle ; il en résulte qu'à l'exception de quelques sujets hors ligne, sortis des facultés de médecine, les sages-femmes sont complètement incapables de diriger les mères dans la première éducation des enfants.

Qu'arrive-t-il de là ? Lorsqu'elle est appelée à donner des conseils à une mère, l'accoucheuse s'inspire de ses propres méditations, et, n'ayant sur ce sujet aucune connaissance acquise, proclame des principes qu'elle a puisés dans sa seule imaginative. On comprend quelle discordance existe dans les théories que ces femmes propagent : autant de matrones autant de préceptes différents. Il résulte de ce cahos d'enseignements équivoques et incohérents, que personne ne sait réellement à quoi s'en tenir sur l'éducation des enfants, et que les familles à cet égard restent plongées dans les ténèbres. On imagine facilement combien cette ignorance est préjudiciable aux enfants, et combien nous sommes fondé à la placer parmi les principales causes de la mortalité de ces petits êtres.

On devine ce qu'il y aurait à faire pour prévenir un résultat aussi regrettable ; nous en dirons quelques mots quand le moment sera venu ; en attendant nous croyons utile de signaler ici les graves erreurs que l'on commet le plus souvent faute d'être guidé par des personnes qui possèdent les véritables traditions de la science.

VI.

Il est bien étrange que l'homme qui a pour se gui-
der l'instinct aidé de l'intelligence, ne sache pas per-
tinemment et sans discussion ce qu'il convient qu'il
fasse pour élever ses enfants dans les meilleures
conditions possibles pour leur conservation. Combien
est grand l'embarras d'une mère lorsqu'elle se voit
engagée dans les difficultés et les épreuves des soins
maternels! L'éducation de l'enfant du premier âge est
sans contredit le devoir le plus difficile qui soit im-
posé à la femme, et pourtant, si la vie se résume dans
la perpétuation de notre espèce et la conservation
temporaire de notre individu, il est clair que la nature
a dû nous donner les moyens nécessaires pour attein-
dre sûrement un but proposé.

C'est ce qu'elle a fait avec une admirable prévision.
La génération est une œuvre de la création à laquelle
le libre arbitre de l'homme ne doit avoir aucune
part. Cet acte essentiel et primordial de la reproduc-
tion ne prend pas son terme immédiatement après la
naissance; il ne s'achève que quand le nouvel être a
subi l'épreuve de l'existence individuelle.

La naissance ne consiste pas seulement dans la séparation effectuée entre la mère et l'enfant, comme il
arrive lorsqu'un fruit parvenu à sa maturité se déta-
che de l'arbre qui le porte et tombe ; elle est encore

le signal de la mise en mouvement de plusieurs organes qui n'ont pas encore fonctionné, notamment : ceux de la respiration de la circulation pulmonaire, de la digestion, des sécrétions, etc. C'est de l'action synergique de ces appareils que résulte la vie extra-utérine. Mais ces fonctions nouvelles n'ont pas toute la régularité et la sûreté d'action qu'elles acquerreront avec le temps. Le plus faible obstacle peut y porter le désordre. C'est pourquoi la nature ne pouvait confier à notre intelligence si facile à égarer le choix des matériaux propres à l'entretien de la vie. La plus légère erreur eut été un danger pour l'enfant, et pour le soustraire à notre libre arbitre, elle a pourvu la femme d'un organe spécialement destiné à préparer le lait. Cet aliment simple, de composition variable, mais toujours approprié aux organes de l'enfant, suivant son âge, devait renfermer sous la forme liquide de quoi satisfaire la faim et la soif. Pour que cet aliment ne lui fît jamais défaut, il fallait que la mère en portât la source avec elle en tout temps, en tous lieux.

Ces dispositions si bien combinées de la nature ne démontrent-elles pas que dans les premiers mois de la vie le lait doit être la seule et unique nourriture de l'enfant. Nous n'insisterions pas sur ces principes, si nous ne trouvions pas souvent dans le monde des personnes qui ferment les yeux à l'évidence, et, contre toute espèce de raisons, en dépit du simple bon sens, s'obstinent à donner à manger à l'enfant en dehors de l'allaitement, dès le premier jour de sa naissance. Il en est même qui poussent l'absurde jusqu'à lui faire boire du vin, quelquefois même du vin capiteux comme le Malaga, le Frontignan, etc., etc.

Ce n'est pas encore là ce qui fait courir à l'enfant le plus grand danger. Dans les premiers mois de la vie, quand il est malade, qu'il tète beaucoup et ne laisse pas que de maigrir, d'imprudentes conseillères insinuent à la mère que son lait est insuffisant ou de mauvaise qualité, et qu'il est nécessaire de donner des potages à son enfant. Si elle hésite, elles lui lancent impitoyablement ce trait qui blesse cruellement le cœur d'une mère : « Mais vous laissez mourir de faim votre enfant. » La mère, vaincue dans sa résistance, adopte le régime proposé : l'enfant est perdu. Cette alimentation prématurée le mène le plus souvent au tombeau, en aggravant le mauvais état de ses organes digestifs. Heureux celui qui se trouve assez solidement constitué pour échapper à cette rude épreuve !

La même faute se commet encore fort souvent quand l'enfant a la diarrhée. Ne voyez-vous, pas, dit-on à la mère, que votre lait est trop peu consistant et *ne lui tient pas au corps;* donnez-lui des potages.

C'est méconnaître l'admirable concordance des œuvres de la création et porter une atteinte cruelle aux jours d'un pauvre enfant qui n'en peut mais. C'est commettre deux crimes à la fois, une impiété et un infanticide.

Que ces aveugles-nés consultent la nature ; qu'ils l'étudient là où elle n'est détournée de ses voies régulières par aucune aberration d'esprit, aucun préjugé, aucune passion, chez les animaux. Ils y trouveront des enseignements non équivoques, que l'intelligence admet, que la raison confirme, et que l'expérience et l'observation consacrent.

Voyez les animaux mammifères. On peut sans blasphêmer leur comparer la race humaine, puisque c'est au point de vue de l'allaitement que l'histoire naturelle fait un rapprochement entre ces deux catégories d'êtres vivants. Eux aussi nourrissent leurs petits avec le lait de leurs mamelles. Or, dans les premiers mois de leur existence, ces petits vivent-ils d'autre chose que du lait de leur mère? Assurément non. Essaient-ils de se repaître des substances qui constituent l'aliment des adultes? Jamais. Ce n'est que plus tard, quand les mâchoires sont pourvues de dents en quantité suffisante pour qu'elles puissent triturer les matières solides, que les petits cherchent d'autres substances dont ils puissent s'alimenter. Nous proposons les animaux pour exemple, parceque chez eux les lois de l'alimentation sont mieux définies que chez l'homme. Comme l'animal n'est guidé que par son instinct, il est nécessire que cet instinct ne le trompe pas. L'homme a pour se conduire le flambeau de la raison, et c'est à lui de mettre à profit le don de l'intelligence pour veiller à la conservation de ses enfants.

Dans l'organisme humain, tout est réglé en vue de l'état de santé. Tant que l'enfant se porte bien, son régime alimentaire n'exige de la mère aucun effort d'intelligence. Elle n'a besoin pour se diriger que de suivre l'instinct de son élève. En effet, les besoins du nouveau-né sont simples comme l'aliment qui doit les satisfaire. Il n'éprouve isolément ni la faim ni la soif;

il les ressent toutes deux à la fois, réunies et confondues dans l'appétence pour le lait de sa mère. Il boit et mange tout à la fois, ou plutôt il ne boit ni ne mange, il téte. Cette concordance dans les besoins existe tant que l'harmonie règne dans ses fonctions. L'enfant téte et, quand il est repu, il dort et ne demande plus rien jusqu'à ce qu'il ait digéré. Il en est toujours ainsi, à moins que l'on ne le détourne de ses dispositions naturelles, et que l'on ne fausse l'instinct qui le dirige. Mais il est des mères inintelligentes qui excitent l'enfant à téter, même quand il n'en a pas besoin. Il s'agit toujours de l'empêcher de crier, quelle que soit la cause qui provoque ses cris. En agissant ainsi, on lui fait contracter la mauvaise habitude de téter à chaque instant, habitude qui oblige la mère à le porter toujours sur ses bras et à le tenir toute la nuit sur sa poitrine. Mais le plus grave inconvénient, c'est que cette irrégularité dans le régime, cette exubérance dans l'alimentation disposent l'enfant à des troubles digestifs fort graves.

Lorsque la santé de l'enfant vient à se déranger, les plus harmonieuses dispositions de la nature se mettent en désaccord et deviennent des causes nouvelles de perturbation. Les besoins se divisent et se décoordonnent ; le plus souvent la soif domine la faim et devient fréquente et impérieuse. L'enfant téte pour satisfaire sa soif, et cela, plus souvent qu'il ne conviendrait pour apaiser la faim. De là un excès d'aliment qui fatigue les organes, trouble la digestion, produit la diarrhée et autres désordres qui menacent la vie des enfants. C'est alors que l'intelligence doit corriger les aberrations du sens instinctif, et que l'art doit intervenir afin d'instruire la mère de ce qu'elle doit faire pour se tirer de ce pas difficile. La raison seule le proclame : quand l'enfant est malade il faut éviter de lui donner à téter plus souvent que quand il se porte bien. La maladie, quelle qu'elle soit, ôte plutôt l'appétit quelle n'en donne, mais souvent elle développe la soif. Quand l'enfant demande à téter plus souvent qu'à l'ordinaire, c'est qu'il a soif : il faut alors lui donner à boire, car le faire téter serait aussi le faire manger, et ce serait intempestif. On lui donne alors un peu d'eau sucrée, d'eau d'orge ou de gruau. C'est pourquoi il est bon que l'enfant sache boire. On le prépare à ce régime de maladie en lui donnant de temps à autre quelque peu à boire à l'aide d'une cuiller ou d'un gobelet.

Ces prescriptions sont simples et logiques, cependant elles ne sont pas toujours comprises. Comme l'enfant qui souffre cesse de crier quand il téte, on continue de le faire téter tant qu'il crie ; on lui ferme la bouche avec le sein comme on fait taire un convive trop bruyant en le pressant de manger. On croit alors qu'il est consolé ; mais l'enfant gorgé de lait ne tarde pas à être pris de coliques d'indigestion qui le forcent à crier encore et toujours. Il n'y a plus pour lui de repos, et la mère, privée de sommeil, épuisée par un allaitement incessant, accablée d'inquiétudes, perd bientôt elle-même la santé et son aptitude à être bonne nourrice. Quoi d'étonnant que dans de telles conditions l'enfant périclite et finisse par succomber !

Il est donc indispensable de régler l'allaitement de

telle sorte que l'enfant ait le temps de digérer le lait
qu'il a pris. Dans ce but, il faut éviter de l'habituer à
dormir sur le sein, car alors il exigerait bientôt que
la mère fût toujours prête à le lui donner, et qu'il n'eut
qu'à tourner la tête pour le prendre. Il contracte l'habitude vicieuse de téter à tout instant, et s'il tombe
malade, cette habitude devient un danger.

Il est difficile aux mères de régler l'allaitement.
Quand l'enfant crie, elles cèdent toujours au désir de
l'apaiser en le faisant téter. Mais les femmes intelli-
gentes qui comprennent l'inconvénient de cette pratique résistent pendant quelques jours, et bientôt elles
obtiennent une habitude plus conforme à la raison et
plus favorable à la santé de l'enfant.

VII.

Il est à supposer qu'après avoir établi les grandes lois de l'univers, l'auteur de toutes choses en a laissé les conséquences extrêmes et les ultimes combinaisons aux caprices du hasard et, dans certains cas, au libre arbitre des êtres intelligents. C'est ce qui explique les apparentes contradictions de la nature. Ainsi, il peut arriver qu'une femme bien constituée d'ailleurs et jouissant d'une bonne santé, soit dépourvue de la faculté d'allaiter. Il peut arriver qu'une femme qui allaite tombe malade et ne puisse plus nourrir son enfant. On voit encore des mères d'une constitution tellement faible qu'il y aurait danger pour elles et pour leur enfant qu'elles se chargeassent de son éducation. Ce qu'il convient de faire en pareil cas est bien facile à imaginer : ce qui manque à la mère, ce qu'elle ne peut donner à son enfant, c'est du lait. C'est donc du lait qu'il faut procurer à ce dernier. Dans ce but, le mieux serait de le confier à une nourrice. Au besoin on l'alimenterait avec du lait de vache ou de chèvre; mais ce n'est pas le cas, à coup sûr, de lui donner prématurément des aliments qui ne seraient pas de son âge.

Contrairement à ces principes, lorsqu'une mère ne peut suffire à l'allaitement et qu'il s'agit de donner à son enfant un supplément de nourriture, ce sont toujours des soupes qu'on lui conseille, tandis que c'est du lait seulement qu'il faudrait lui donner, jusqu'à ce qu'il soit arrivé à l'âge où il convient de le faire manger.

Ces prescriptions feront sourire quelques femmes émérites qui, s'étayant de leur expérience personnelle, blâmeront le système que nous exposons, bien qu'il soit tout simple, tout naturel et parfaitement conforme à la raison. Elles ont élevé, diront-elles, de nombreux enfants par une méthode entièrement opposée à la nôtre, et ils sont tous venus à bien. Vous avez été bien heureuses, leur répondrons-nous, d'avoir procréé des enfants d'une santé robuste, car, dans le cas contraire, ils eussent infailliblement succombé, et vous les eussiez sacrifiés à votre orgueilleuse présomption. Le succès ne suffit pas pour justifier une imprudence ou une mauvaise action; il ne prévaut jamais contre le bon sens et la raison. Jeunes mères, méfiez-vous de ces personnes qui vous imposent des conseils; la manie de régenter les jeunes ménages est le fléau des familles, et tue plus d'enfants que toutes les maladies réunies. Qu'est-ce que l'expérience d'une personne inintelligente comparée aux enseignements de la science?

VIII.

Il est une pratique hygiénique qui a pris beaucoup de faveur dans les familles aisées, et que l'on considère généralement comme indispensable à la santé des enfants : ce sont les promenades au grand air. Il importe que l'on sache ce que l'on doit penser de leur action. L'éducation du premier âge est extrêmement pénible, et si grand que soit le dévouement de la mère, parfois il se sent défaillir, et a besoin de se retremper dans le silence et la tranquillité ou dans des distractions douces et salutaires. Dans ce but, on confie l'enfant à une bonne qui va le promener au grand air, et pendant ce temps on se repose des fatigues, des obsessions et des impatiences de la maternité. Si la mère aime la promenade, le monde, le mouvement, elle adopte pour elle et son enfant le système de l'exercice au grand air, et chaque jour elle se rend au jardin public où elle peut se procurer tous les avantages attachés à cette pratique hygiénique. Ce genre d'éducation se nomme méthode anglaise, parce que les femmes de cette nation, plus avancées en civilisation que les nôtres, ne se consacrent pas volontiers aux occupations monotones du ménage, et, trouvant parfaitement leur compte à promener leurs enfants au grand air, ont propagé cette habitude. La méthode anglaise exige, on le sait, que l'enfant soit toujours vêtu très-légèrement. Dans ces promenades au grand air, on se propose d'habituer les enfants au chaud et au froid, de manière à leur éviter une foule de maladies provenant de refroidissement. On veut leur donner cette santé robuste que l'on admire chez les enfants de la campagne, dont le teint frais et coloré réjouit le regard. C'est en effet en habituant les enfants aux intempéries de l'air qu'on les amène à pouvoir en braver les atteintes. L'exercice d'ailleurs favorise leur développement, active leurs fonctions et fortifie leurs organes. En outre, l'air qu'ils respirent au dehors, beaucoup plus pur que celui des habitations, est pour leur santé de la plus heureuse influence. Loin de nous la pensée de le contester; mais nous pensons que ces pratiques hygiéniques ne conviennent pas à l'enfant du premier âge, et que leur emploi prématuré est une des principales causes de la mortalité qui pèse sur lui.

Mais voyez, répète-t-on toujours, voyez les enfants des familles pauvres, ils sortent à peine vêtus; ils courrent pieds-nus dans la boue, quelquefois dans la neige et ils jouissent de la meilleure santé. Nous répondrons à ces esprits superficiels : ne soyez pas envieux de ces beaux enfants ; pour en posséder un de cette trempe, il vous faudrait, tout comme les pauvres, en sacrifier dix autres qui succomberaient infailliblement aux épreuves de l'éducation en plein air.

L'évolution dentaire commence du sixième au dixième mois de la naissance et finit vers deux ans et demi, trois ans. Ce travail n'est pas seulement pour les enfants une cause directe de douleur et de souffrance ; mais, par une action réflexe sur les autres organes, il les prédispose encore à une foule de maladies. Que l'enfant soit exposé au froid, il est immédiatement pris de bronchite, de pneumonie, d'angine, de croup, etc., etc.; qu'il soit conduit au soleil, sa tête se congestionne; la céphalalgie, la fièvre surviennent; des ményngites, des convulsions se déclarent et mettent son existence en péril. Pendant toute la période de la dentition, la susceptibilité des enfants à contracter des maladies est si prononcée, qu'il est de la plus grande imprudence de les exposer volontairement à des influences atmosphériques qui puissent les impressionner. Il convient de leur épargner le froid vif et la chaleur intense. Si l'on veut leur faire respirer un air pur et qu'ils se livrent à un exercice salutaire, il faut les conduire dans un lieu abrité contre le froid et contre les rayons du soleil. Si la chose n'est pas possible, mieux vaut les garder dans un appartement bien aéré.

Lorsque la période de la dentition est achevée, le sytème nerveux se calme, la santé se consolide, et l'on peut alors habituer les enfants aux vicissitudes atmosphériques, en les exposant avec prudence à la chaleur et au froid. Cette heureuse époque arrive à l'âge de deux ans et demi à trois ans.

IX.

Toutes les fois qu'une mère, pour l'une des causes que nous avons mentionnées, se trouve dans l'impossibilité d'élever elle-même son enfant, il est préférable de le confier à une nourrice que de l'alimenter au biberon avec le lait d'un animal, parce que le lait pris à la mamelle est toujours de meilleure qualité que celui qui a été conservé après la traite, pendant si peu de temps que ce soit. C'est ce qui fait l'importance et l'utilité de l'allaitement mercenaire. Et comme les habitants des villes, en raison des exigences de leur position, sont obligés d'y avoir fréquemment recours, il devient un objet de spéculation très-étendu; ainsi, de tous les départements qui avoisinent la capitale, affluent dans cette ville un nombre infini de femmes de la campagne qui abandonnent leurs enfants pour se faire nourrices dans les familles, ou qui emportent chez elles des enfants confiés à leurs soins pour être élevés. Il a été reconnu que les abus que ce genre de spéculation entraîne, sont une des plus grandes causes de la mortalité des enfants du premier âge pour la ville de Paris. De telle sorte que la mortalité des enfants qui, dans certains départements, n'est que de 15 pour cent, s'élève jusqu'à 30 pour cent à Paris et dans les départements circonvoisins. On comprend comment les abus du nourrissage sont devenus la question dominante parmi les causes de la mortalité parisienne. Il faut reconnaître cependant, d'après les faits que nous avons signalés en Algérie, et ce qui se passe dans un grand nombre de départements, qu'en thèse générale le trafic des nourrices n'est pas la seule cause qui doive nous préoccuper, et qu'il ne fait qu'apporter un appoint notable à la mortalité déterminée par une foule d'autres causes.

L'étude de la question nourricière n'en a pas moins rendu un service éminent à la population, en divulgant les graves dangers qui menacent l'enfant soumis à ce genre d'éducation. Les faits portés à la connaissance de l'Académie de médecine et vulgarisés par la Société protectrice de l'enfance, ont eu un si grand retentissement, que l'empressement des compétiteurs à cette société a pris le caractère d'une véritable croisade. Comment n'être pas ému et saisi de vertige au récit de tant d'énormités !

Pour que chacun connaisse les méfaits odieux auxquels le trafic des nourrices donne lieu journellement, nous en citerons quelques exemples empruntés à un travail de M. Alexandre Meyer, secrétaire général de la Société parisienne.

« Les époux Meunier, de la commune d'Achères,
» recevaient de l'hospice de Bourges des enfants à
» élever. Sur 20 enfants qui leur avaient été confiés
» successivement, 18 étaient morts ; le dernier fut
» exhumé et son cadavre fut trouvé tellement décharné
» qu'on ne douta pas qu'il ne fût mort de faim. Deux
» autres avaient pris leurs places ; un médecin, chargé
» par le parquet de Sancerre de les visiter, les trouva
» dans un état de marasme et de dépérissement pro-

» fond qui résultait du manque d'aliments et du dé-
» faut de soins.

» Le docteur Vanucci atteste que, dans la même
» commune, les nourrices se cèdent les enfants dont
» elles sont chargées, et remplacent ceux qui sont
» morts par d'autres qui leur ont été cédés ; ce qui
» donne lieu à des substitutions dont les conséquen-
» ces font frémir et donnent froid au cœur.

» Il est impossible, dit le docteur Brochard, de se
» faire une idée du degré d'immoralité qu'atteint cette
» industrie des nourrices dans certaines communes
» d'Eure-et-Loire. Ces enfants sont aux yeux de tous
» si sûrement voués à une mort prochaine, que la voi-
» ture qui les apporte au domicile de leurs nourrices
» s'appelle le Purgatoire. » Cela veut dire qu'en sor-
tant de la voiture ces martyrs vont au Paradis.

» Un maire de village écrivait au même auteur que
» le nombre des nourrissons annuellement placés dans
» sa commune était en moyenne de 80. La même année,
» les registres de l'état civil apprirent au docteur que
» 80 décès d'enfants y avaient été inscrits.

» Un médecin digne de foi assurait qu'il connaissait
» des femmes qui avaient toujours eu des nourrissons,
» et qui n'en avaient jamais rendu à leurs parents.

» Le maire d'une commune disait en termes ex-
» pressifs que le cimetière de sa commune est pavé
» de petits parisiens.

» Le docteur Pitois, de Rennes, estime qu'en Bre-
» tagne il meurt en moyenne quatre nourrissons sur
» cinq. Il a connu une nourrice entre les mains de qui
» il est mort 19 enfants sur 21 qui lui ont été confiés. »

Au récit de tant d'atrocités on se sent le cœur navré. Tels sont les tristes résultats de l'abandon que l'on fait des malheureux enfants nouveaux-nés entre les mains des femmes mercenaires qui font trafic du métier de nourrice.

Les faits que nous venons de rapporter se passent en France, dans les départements qui environnent Paris. Mais les mêmes abus monstrueux s'observent dans toutes les villes importantes où s'établit l'habitude de mettre les enfants en nourrice. C'est partout le même drame lamentable joué sur un théâtre plus ou moins populeux. Nous les avons signalés à Constantine, particulièrement chez les nourrices juives, à l'égard des enfants bâtards qui leurs sont confiés. Ces petits malheureux succombent fatalement à l'état de misère dans lequel ils sont plongés. Nous avons été témoin des privations et des souffrances qu'ils endurent. Nous avons entendu leurs cris plaintifs arrachés par la faim, la douleur et la maladie. Nous avons vu ces petits êtres amaigris, épuisés, en proie au marasme et voués à une mort prochaine, victimes prédestinées.

Comment s'accomplissent de pareils méfaits? Il y a des nourrices qui s'attachent aux enfants qu'elles élèvent, et les aiment comme si elles les avaient engendrés; mais c'est l'exception. Le sentiment qui les porte à se charger des enfants, c'est l'intérêt; c'est aussi l'intérêt qui les dirige dans la tâche qu'elles se sont imposée. N'ont-elles pas en vue de tirer de la situation tous les avantages possibles ? Tel est le principe invariable de tous les abus qui ont été signalés. On substitue à la tendre sollicitude et au dévouement inépuisable de la mère, l'égoïsme et l'indifférence d'une étrangère dont les intérêts sont en opposition avec ceux de l'enfant. Comment en serait-il autrement ?

La mère qui confie son enfant à une nourrice, met à son égard des réserves auxquelles cette femme est obligée de souscrire : elle doit sevrer son propre enfant et consacrer son lait tout entier à celui qu'elle s'est chargée de nourrir. Mais, pour être fidèle à cet engagement, remarquez - vous que cette mère doit spolier son enfant du lait qui lui appartient et que la nature lui a dévolu ? Elle doit, par cette privation, l'exposer à de graves dangers ; car cet enfant, sevré avant le temps, devra être nourri au biberon ou à la timbale, ce que l'on appelle en Bretagne le petit-pot. La mère sait que ce régime est mauvais et compromet le plus souvent la vie des enfants ; elle le sait, et cependant elle s'est engagée à sevrer le sien prématurément. Croyez-vous qu'elle exécutera sa promesse ? Assurément non. Obligée d'opter entre son devoir de mère et ses obligations de nourrice, elle n'hésitera pas : à celui que Dieu lui a donné, elle réservera la plus grande partie de son lait, et l'autre devra se contenter de ce que le premier aura laissé.

A défaut du lait de la nourrice, c'est avec du lait de vache ou de chèvre que l'enfant devrait être nourri ; mais l'achat de ce lait diminuerait d'autant les bénéfices : on se résigne à lui donner d'épaisses bouillies indigestes ou la soupe grossière de la famille. Cette alimentation prématurée et peu appropriée à la faiblesse des organes de l'enfant, trouble ses digestions et détermine une diarrhée que rien ne peut arrêter ; il ne tarde pas à tomber dans le marasme et meurt épuisé. Etrange illusion ! comment avez-vous pu croire qu'il en serait autrement ?

Admettons que la nourrice, honnête et sincère, abandonne consciensieusement le lait qu'on lui a payé, n'est-il pas déplorable qu'une mère fasse le sacrifice de son propre enfant en faveur d'un étranger ? Le résultat est le même d'ailleurs : de ces deux enfants, il y en a un qui doit disparaître ; la situation est renversée, ici c'est l'enfant de la nourrice qui cède la place. Mais supposons que la nourrice impartiale partage également ses soins entre les deux enfants. Chacun d'eux aura une part de son lait et une part de l'aliment supplémentaire ; les mêmes avantages et les mêmes dangers leurs seront communs : tous deux auront à subir les inconvénients d'une alimentation vicieuse. La situation sera pire encore.

Ce n'est pas tout. L'enfant qui est entre les mains d'une nourrice subit le sort de ceux qui sont élevés par des parents misérables. La nourrice fût-elle dans l'aisance, ce serait encore la misère pour l'enfant qui lui est confié ; mais la misère préméditée et calculée en vue de réaliser les avantages du métier. La nourrice fait épargne sur tout : sur le lait, le savon, l'eau, le feu, sur son sommeil même. On ne change les langes et les drapeaux de l'enfant que quand ils ont été plusieurs fois souillés. On les sèche, sans les laver, pour les faire servir encore. Le pauvre petit reste imprégné de ses déjections pendant plusieurs heures,

quelquefois pendant une nuit, une journée entière,
respirant des émanations fétides; des liquides irri-
tants lui causent des gerçures, des érythèmes, des
ulcérations qui le font beaucoup souffrir et lui ôtent
le sommeil. Le mauvais régime, le manque de repos,
la douleur, la malpropreté, l'insalubrité de l'air, cons-
pirent contre sa santé, et quand le travail de la dentition survient, sa constitution ébranlée ne résiste pas
à cette rude épreuve, il succombe.

X.

En résumé, nous plaçons au nombre des principales influences qui modifient la mortalité :

1º La condition sociale de la femme ;

2º La situation économique des populations ;

3º L'ignorance où sont les jeunes mères des principes qui doivent les diriger dans l'éducation des enfants, ignorance entretenue et propagée par les personnes appelées à leur donner des conseils, les sages-femmes ;

4º Enfin, l'habitude trop répandue de faire élever les enfants par des nourrices.

Il ressort des considérations que nous avons exposées, que c'est principalement sur la femme que repose la destinée de l'enfance. Conséquemment, pour conjurer les fâcheux résultats des abus que nous avons signalés, résultats qui doivent rejaillir sur la société tout entière, c'est en ce qui concerne la femme qu'il faudrait apporter les réformes que réclame un état de choses si déplorable. Mais, comme sa position sociale dans le monde européen est le résultat d'une civilisation déjà trop avancée, et que nous ne pouvons enrayer la marche de l'esprit humain, nous avons peu

de moyens d'en corriger les abus; mais nous pour-
rions au moins ne pas précipiter l'avènement de cette
émancipation complète de la femme qui doit amener
la déchéance rapide de notre société. Il ne faudrait
pas, à l'imitation des anglais, créer des institutions
où les femmes se livrassent à de hautes études. Il ne
faudrait pas les admettre dans les facultés, en faire
des bacheliers ès-sciences ni des docteurs en médecine. Et si, pour donner plus de solidité à leur éducation, il convient de les convier à des leçons publi-
ques où l'on enseigne spécialement la langue française,
la géographie, l'histoire et le calcul, il ne serait pas
moins utile de leur enseigner les devoirs que leur
impose la nature. On inscrirait alors au programme
de leur éducation deux chapitres ainsi intitulés :

1º Des devoirs de la femme à l'égard de ses enfants ;

2º Des fâcheux résultats de l'oubli des devoirs de
la maternité.

Dans ce dernier chapitre, on ferait connaître aux
mères de famille que, dans leur position, l'indépen-
dance et la liberté s'achètent au prix de la vie des
enfants.

Quant au degré de pauvreté et de misère des populations, considéré comme cause de mortalité pour les
enfants, c'est un élément étiologique d'une grande importance sans doute, mais que peut-on faire pour l'empêcher de se produire? Si la misère peut être parfois
prévenue et atténuée par des mesures économiques
gouvernementales, les circonstances qui la déterminent
sont le plus souvent au-dessus de toute intervention

humaine. Il n'est pas inutile cependant de faire ressortir combien la misère des parents réagit sur la vie des enfants : il faut que l'on connaisse l'origine du mal, sa nature, le degré de son développement, pour que l'on cherche le moyen d'y remédier, et si l'on n'a pas d'action sur la cause, peut-être pourra-t-on en atténuer les effets. En apportant quelque amélioration partielle à la situation de la classe ouvrière, on diminuera sensiblement la mortalité qui pèse sur elle. Les bureaux de bienfaisance ne pourront-ils pas, par exemple, affecter une partie de leurs ressources à secourir spécialement les familles chargées de jeunes enfants? Les sociétés de protection de l'enfance pourront aussi apporter leur concours au soulagement des mères pauvres, en vue de la conservation de leurs enfants.

Quant à la question nourricière, elle se lie étroitement aux deux précédentes dont elle est une conséquence naturelle. La facilité avec laquelle certaines personnes abandonnent à d'autres le soin de leurs enfants, est pour les femmes pauvres l'occasion du déplorable trafic des nourrices. C'est surtout à réprimer les abus de cette odieuse spéculation que la bienfaisance doit diriger ses efforts. Les sociétés protectrices de l'enfance, en exerçant une surveillance active sur les nourrices, en récompensant celles qui auront le mieux rempli leurs devoirs, en encourageant les mères à élever elles-mêmes leurs enfants, pourront rendre de grands services à l'humanité.

Mais c'est surtout en faisant connaître aux jeunes mères les principes de l'hygiène appliquée à l'éducation des enfants, que l'on pourra atténuer considérablement la mortalité de ces derniers. A cet effet, il sera bon de mettre au concours la rédaction d'un guide de la jeune mère, et après avoir fait choix de celui qu'on aura jugé le meilleur, on s'efforcera de le faire pénétrer dans toutes les familles afin qu'il puisse être toujours consulté. Il est surtout une mesure qu'il importe de prendre pour arriver sûrement à cette fin. Il est notoire que si les mères commettent de si nombreuses erreurs, c'est que les personnes qui sont appelées à les diriger sont incapables de le faire.

L'ignorance des mères est donc la conséquence nécessaire de l'ignorance des sages-femmes; mais si c'est là une des plus grandes causes de la mortalité des enfants du premier âge, c'est heureusement aussi celle qui est le plus susceptible d'être corrigée. Il ne s'agirait pour cela que de faire de l'hygiène des enfants le point le plus capital de l'éducation des sages-femmes. Il faudrait que les jurys de réception exigeassent scrupuleusement que ces personnes fussent parfaitement instruites de toutes les questions qui s'y rapportent. Il leur serait fait une obligation expresse d'avoir étudié avec fruit un ouvrage spécial et concis, adopté dans ce but, et qui leur serait proposé. Grâce à cette mesure, les bonnes traditions se répandraient dans les familles, et les enfants, désormais élevés suivant les préceptes de la science, auraient infiniment plus de chances d'échapper aux causes de maladies.

Tous ces abus, toutes ces erreurs, tous ces besoins que nous signalons, que nous déplorons, ne peuvent être conjurés que par les efforts concertés des personnes charitables qui s'intéressent à l'amélioration du sort des enfants en bas âge. Imitons l'exemple de nos compatriotes de la métropole : créons, dans notre patrie d'adoption, une association pour défendre l'homme au berceau contre tant de causes de maladies qui le menacent. Formons une puissante ligue contre d'odieux abus qui déciment la population, désolent les familles et compromettent l'avenir du pays. Déjà quelques personnes, animées d'un noble sentiment d'humanité, se sont rapprochées en vue de jeter les bases de cette généreuse institution. Espérons que leurs efforts seront couronnés de succès.

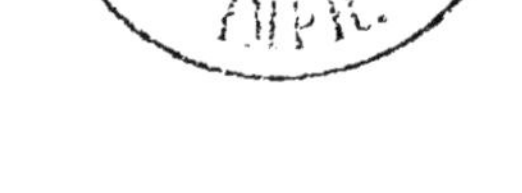

www.ingramcontent.com/pod-product-compliance
Ingram Content Group UK Ltd.
Pitfield, Milton Keynes, MK11 3LW, UK
UKHW021130140726
13695UKWH00004B/1811